TRAITEMENT

DES

ANÉMIES PRÉTUBERCULEUSES

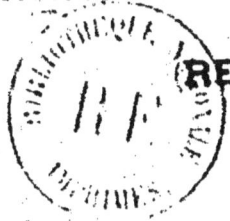

(REVUE GÉNÉRALE)

PAR

Mlle Marie CHICHKOVA

DOCTEUR EN MÉDECINE

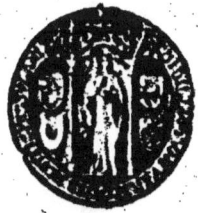

MONTPELLIER

IMPRIMERIE Gust. FIRMIN, MONTANE ET SICARDI

Rue Ferdinand-Fabre et Quai du Verdanson

1906

TRAITEMENT

DES

ANÉMIES PRÉTUBERCULEUSES

(REVUE GÉNÉRALE)

PAR

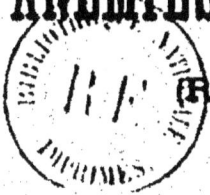

Mˡˡᵉ Marie CHICHIKOVA

DOCTEUR EN MÉDECINE

———

MONTPELLIER

IMPRIMERIE Gust. FIRMIN, MONTANE ET SICARDI

Rue Ferdinand-Fabre et Quai du Verdanson

—

1906

PERSONNEL DE LA FACULTÉ

MM. MAIRET (❋) . . . . Doyen
TRUC . . . . Assesseur

Professeurs

Clinique médicale . . . . MM.	GRASSET (❋)
Clinique chirurgicale	TEDENAT.
Thérapeutique et matière médicale. . . .	HAMELIN (❋)
Clinique médicale	CARRIEU.
Clinique des maladies mentales et nerv.	MAIRET (❋)
Physique médicale.	IMBERT.
Botanique et hist. nat. méd.	GRANEL.
Clinique chirurgicale.	FORGUE (❋)
Clinique ophtalmologique.	TRUC.
Chimie médicale.	VILLE.
Physiologie.	HEDON.
Histologie	VIALLETON.
Pathologie interne.	DUCAMP.
Anatomie.	GILIS.
Opérations et appareils	ESTOR.
Microbiologie	RODET.
Médecine légale et toxicologie	SARDA.
Clinique des maladies des enfants	BAUMEL.
Anatomie pathologique.	BOSC.
Hygiène.	BERTIN-SANS
Clinique obstétricale.	VALLOIS.

Professeur adjoint : M. RAUZIER
Doyen honoraire : M. VIALLETON.
Professeurs honoraires :
MM. JAUMES, PAULET (O. ❋), E. BERTIN-SANS (❋), GRYNFELT
M. H. GOT, Secrétaire honoraire

Chargés de Cours complémentaires

Clinique ann. des mal. syphil. et cutanées MM.	VEDEL, agrégé.
Clinique annexe des mal. des vieillards. .	RAUZIER, prof. adjoint
Pathologie externe	JEANBRAU, agrégé
Pathologie générale	RAYMOND, ag. (❋).
Clinique gynécologique.	DE ROUVILLE, ag. libre
Accouchements	PUECH, agrégé lib.

Agrégés en exercice

MM. GALAVIELLE	MM. JEANBRAU	MM. GUERIN
RAYMOND (❋)	POUJOL	GAGNIERE
VIRES	ARDIN-DELTEIL	GRYNFELT Ed.
VEDEL	SOUBEIRAN	LAPEYRE

M. IZARD, secrétaire.

Examinateurs de la Thèse

MM. CARRIEU, président.	VIRES, agrégé.
BAUMEL, professeur.	ARDIN-DELTEIL, agrégé.

A MON FRÈRE AÎNÉ

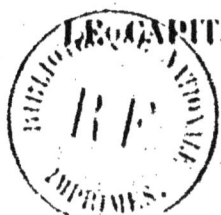

LE CAPITAINE CHICHKOFF

*Faible témoignage de reconnaissance
et de profonde affection.*

A MES CHERS PARENTS

M. CHICHKOVA.

A MON PRÉSIDENT DE THÈSE

MONSIEUR LE DOCTEUR CARRIEU

PROFESSEUR DE CLINIQUE MÉDICALE

M. CHICHKOVA.

INTRODUCTION

Parmi les formes cliniques que peut revêtir la tuberculose à ses débuts, il en est une qui, par ses caractères spéciaux, mérite d'attirer notre attention ; c'est la forme anémique dont l'apparition est le premier indice de l'envahissement de l'économie par le bacille de Koch.

L'absence presque complète de signes fonctionnels et de signes physiques en rend le diagnostic difficile ; l'anémie, souvent remarquable par son intensité, domine toutes les manifestations de cette affection.

Dans l'étude que nous entreprenons, nous nous proposons d'étudier le traitement de ces anémies prétuberculeuses.

Il serait sans doute intéressant de suivre parallèlement aux prescriptions que nous faisons les modifications apportées dans le nombre des hématies et dans la valeur globulaire du sang. Mais notre travail est uniquement basé sur s faits cliniques ; c'est par l'examen direct de nos malades que nous arrivons à nos conclusions. En nous plaçant à ce point de vue, nous avons pensé donner à cette étude un intérêt pratique, et les indications qui en ressortent pourront, nous semble-t-il, nous guider heureusement dans le traitement des anémies prétuberculeuses.

Mais, avant d'aborder cette étude, c'est pour nous un devoir aussi naturel qu'agréable à remplir que d'adresser à nos maîtres les respectueux hommages de notre inaltérable gratitude. Nous sommes heureux de déclarer publiquement combien leurs conseils incessants nous ont été précieux pour comprendre les nobles obligations qu'entraîne la profession médicale.

Nous avons à cœur d'exprimer notre reconnaissance et nos respectueux remerciements à notre Maître, M. le professeur Carrieu, à qui nous devons la première idée de notre travail, des précieux conseils qu'il nous a donnés sur la manière de concevoir et d'exposer notre sujet. En nous faisant l'honneur de présider cette thèse, il continue à nous témoigner la sympathie qu'il a toujours manifestée à notre égard. Nous n'oublions pas que c'est dans son service que nous avons fait nos premiers pas dans la médecine; ses leçons et sa clinique pratique nous ont attirée dès le début, et c'est dans son service à l'hôpital que nous avons puisé de préférence toutes nos connaissances de clinique interne.

Nous remercions M. le professeur agrégé Vires, qui a mis à notre disposition les renseignements dont nous avions besoin pour notre travail, et qui nous a toujours témoigné une bienveillante sollicitude. Nous ne l'oublierons pas

Nous assurons de notre sincère reconnaissance MM. les professeurs Tédenat et Baumel et M. le professeur-agrégé Ardin-Delteil, qui bien des fois nous ont donné des marques inoubliables de sympathie.

Enfin, au moment de quitter, peut-être pour toujours, la France, nous ne pouvons nous empêcher de penser à tous ceux qui ont contribué à nous en rendre le séjour agréable, à tous ceux qui nous ont guidée et soutenue de leurs conseils: qu'ils soient assurés de notre sincère reconnaissance.

TRAITEMENT

DES

ANÉMIES PRÉTUBERCULEUSES

(REVUE GÉNÉRALE)

> *La tuberculose n'est pas une maladie qui commence, c'est une maladie qui finit.*
>
> (PIDOUX).

DÉFINITION

La distinction entre la chlorose, qui est une maladie spéciale et l'anémie, qui est un symptôme réalisé par un grand nombre d'états morbides, est de date relativement récente. Pour ne pas avoir compris la différence fondamentale qui existe entre l'une et l'autre, on a souvent considéré l'apparition de signes de tuberculose pulmonaire chez une soi-disant chlorotique, comme traduisant le début d'une nouvelle affection greffée sur la première et rendue possible par la déchéance de l'organisme. On n'a pas vu que, dans beaucoup de cas, le syndrome chloro-anémique relevait lui-même de l'atteinte de l'organisme par le bacille de Koch et que la constatation ultérieure de signes d'induration pulmonaire marquait simplement le début d'une nouvelle phase clinique de la phtisie.

Sans se faire une idée bien nette de sa pathogénie spéciale, Trousseau a l'un des premiers signalé « cette fausse chlorose tuberculeuse ». La connaissance plus complète des formes larvées (Pidoux) ou latentes (G. Sée) de la tuberculose, a montré la signification véritable des anémies prétuberculeuses et a permis d'en donner une définition :

Ce sont des anémies symptomatiques constituant la première manifestation d'une « tuberculose larvée initiale » (Marfan).

Elles sont tout à fait distinctes de la chlorose. Cette dernière affection, qu'elle soit purement humorale ou s'accompagne de lésions somatiques (hypoplasie vasculaire, infantilisme), doit sans doute être considérée comme « une dystrophie hématique héréditaire de nature bacillaire ». Sans doute, comme dit Hanot, la chlorose et la tuberculose sont de la même famille (Hanot, *Presse médicale*, 1871) et très souvent une chlorotique devient tuberculeuse. Mais on ne saurait rapprocher « une anémie symptomatique causée par une toxi-infection et parallèle à son intensité, et un stigmate héréditaire traduisant la bacillose ancestrale, la chlorose des descendants » (1).

Ces différences pathogéniques fondamentales ont du reste pour corrélatif deux tableaux symptomatiques différents. C'est même par la seule observation clinique que Trousseau a distingué les fausses chloroses des pâles couleurs de jeunes filles.

---

(1) C'est à l'obligeance de M. le professeur-agrégé Vires que nous devons ces indications.

APERÇU CLINIQUE. — DIAGNOSTIC

Comme la chlorose, l'anémie prétuberculeuse est souvent l'apanage du sexe féminin, mais, contrairement à la première affection, « elle survient sans motif appréciable, sans que l'on puisse invoquer la puberté, ni le mariage, ni les infractions à l'hygiène. Les femmes ainsi atteintes deviennent pâles, d'une pâleur terne ou jaunâtre qui diffère de la décoloration verdâtre des vraies chlorotiques » (G. Sée).

Il existe une diminution du nombre de globules rouges et de la richesse du sang en hémoglobine. Dans la chlorose, la diminution porte uniquement sur l'hémoglobine ; les globules sont plus grands, moins colorés et souvent altérés dans leur forme. La chlorose détermine toujours l'apparition de symptômes spéciaux dont l'importance est grande au point de vue du diagnostic : ce sont des *bruits de souffle cardiaques* et *vasculaires* que nous nous bornons à signaler sans les étudier. Ces bruits anormaux font entièrement défaut chez un malade atteint d'anémie prétuberculeuse. Trousseau a depuis longtemps attiré l'attention sur ce point. En outre, tandis que chez la chlorotique, la circulation conserve toujours son rythme particulier, elle est, dans le cas qui nous occupe, « constamment accélérée et les palpitations sont en permanence » (Trousseau).

« Dans la tuberculose anémiante la fatigue musculaire est

précoce, complète. C'est elle qui empêche la marche, surtout sur un sol ascendant » (Trousseau). Elle traduit la dénutrition profonde de l'organisme et s'accompagne généralement de dyspnée. Cette dyspnée, survenant au moindre effort, est bien plus précoce que celle des chlorotiques. En revanche, chez ces derniers, elle est plus complète, en raison de l'hypoglobulie.

Les troubles dyspeptiques du prétuberculeux sont souvent réels et traduisent le mauvais fonctionnement du tube digestif. Dans la chlorose, ils sont plutôt d'origine nerveuse et se bornent souvent à de l'anorexie et à des perversions du goût (pica, malacia).

Les troubles utérins sont constants chez la chlorotique, la menstruation est irrégulière. Souvent même les organes génitaux sont peu développés (infantilisme). Chez une malade atteinte d'anémie prétuberculeuse, la suppression des règles constitue, lorsqu'elle se produit, le seul trouble que l'on puisse noter du côté de l'appareil génital.

Enfin, « dans la fausse chlorose tuberculeuse, l'amaigrissement se dessine dès le début, tandis que la chlorotique conserve ordinairement son embonpoint » (Trousseau).

En résumé, « l'état des muscles, de la peau, des oxydations et la nutrition générale, tout indique ici une *dystrophie générale*, une déchéance immédiate qui, chez la chlorotique, ne frappe que le sang » (G. Sée).

Ajoutons, pour terminer ce rapide aperçu, qu'une auscultation attentive peut révéler dans quelques cas de légers signes objectifs portant sur l'inspiration : celle-ci est quelquefois basse et chantante, légèrement saccadée ; modifications d'autant plus difficiles à percevoir qu'elles portent sur un point très limité de l'un des sommets.

Il semble donc qu'au point de vue clinique il y ait une différence très nette entre les anémies prétuberculeuses et la chlorose, qui, elle, n'est pas une anémie, mais une maladie s'accompagnant de symptômes spéciaux (souffles cardiaques, diminution de l'hémoglobine, sans diminution du nombre des globules rouges qui sont plutôt plus grands et moins colorés, troubles utérins, etc.) (1)

Mais que penser des cas où l'on constate, en même temps que des signes indubitables de bacillose, l'existence d'un tableau symptomatique absolument identique à celui de la chlorose ? Sommes-nous encore en présence d'une anémie prétuberculeuse ou bien d'une chlorose compliquée de tuberculose pulmonaire ? Hayem admet qu'il s'agit dans ce cas d'une chlorose essentielle, mais dont l'apparition est provoquée par la lésion tuberculeuse commençante. Aussi devrons-nous, par une auscultation attentive du poumon et du cœur, dépister cette chlorose vraie, coexistant avec une lésion tuberculeuse au début et éviter de confondre ce complexus pathologique formé de deux éléments hétérogènes avec une anémie prétuberculeuse, c'est-à-dire avec la première manifestation clinique de la lésion.

Nous ne devrons pas non plus nous laisser égarer par une étiologie apparente et attribuer à une autre cause que la tuberculose diverses anémies symptomatiques. Ce diagnostic présentera souvent de réelles difficultés. Sans nous attarder à en discuter longuement tous les éléments, nous dirons simplement qu'en présence d'une anémie suspecte on devra noter les plus légères modifications du bruit respiratoire au niveau de l'un des sommets, on se renseignera soigneusement sur les antécédents héréditaires et personnels du malade, et l'on recherchera l'état de la nutrition générale (déperditions azotée,

_____

(1) Nous devons ces indications à l'obligeance de M. le professeur Carrieu.

phosphatée). Mais il nous faut bien reconnaître que, le plus souvent, la tuberculose ne sera pas diagnostiquée, mais simplement soupçonnée.

Que doit faire alors le médecin ? Doit-il rester dans l'expectative ? *Melius anceps, quam nullum remedium*, dit un vieil adage. Doit-il considérer tous les cas douteux comme relevant de la tuberculose et les traiter en conséquence ? Nous le croyons et pensons qu'en présence d'une anémie suspecte, on devra toujours rechercher quel est l'état du cœur et du rein et, en l'absence de tout signe de chlorose, instituer le traitement de l'anémie prétuberculeuse. Sans doute, un diagnostic précis sera toujours la base d'une thérapeutique rationnelle, mais dans l'incertitude mieux vaut se laisser guider par une mauvaise formule que s'exposer à laisser s'aggraver une lésion qu'il est encore possible de guérir.

TRAITEMENT

INDICATIONS. — L'anémie prétuberculeuse relevant d'un trouble de la nutrition qui, lui-même, est sous la dépendance de la lésion initiale, le traitement le plus rationnel paraît être celui qui s'adressera à la cause même de cette anémie.

Quelques auteurs affirment que l'on peut agir efficacement contre la lésion commençante en pratiquant de bonne heure des injections de certaines antitoxines (1). Mais les résultats publiés sont douteux et la guérison doit être, dans beaucoup de cas, rapportée uniquement à l'hygiène sévère et à la médication tonique qui ont été instituées en même temps.

Quant aux divers médicaments réputés bacillicides, ils n'ont en réalité d'effet que sur les sécrétions bronchiques dans les tuberculoses ouvertes, et, par suite, ne sauraient rendre aucun service dans la prétuberculose ; tout au plus pourrions-nous, dans une certaine mesure, influencer directement la lésion primitive lorsqu'elle sera constituée par une rhinite ou une amygdalite bacillaire, en veillant très soigneusement à l'antisepsie nasale et buccale (2).

---

(1) Paratoxines I. diverses. — Sérum prétuberculeux hyperacide (Gautrelet. Congrès de la tuberculose, 4ᵉ session, 1898). Tuberculines à faibles doses.

(2) Nous n'avons jusqu'ici jamais posé la question de savoir en

Mais si nous ne pouvons combattre l'anémie prébacillaire dans sa cause, nous pouvons la modifier heureusement en agissant sur la nutrition générale par une hygiène spéciale et par une médication qui rende au sang appauvri ses qualités premières. C'est en effet l'état général de notre malade qui nous fournira les meilleures indications du traitement. L'anémie prétuberculeuse ne porte pas uniquement sur le sang ; elle est constituée par une *dystrophie générale* atteignant tous les systèmes, tous les organes.

Nous nous trouvons en présence d'un sujet amaigri par une dénutrition active, par des combustions exagérées portant surtout sur l'albumine des tissus. Les déperditions azotées sont considérables, ainsi que le montre le chiffre de l'urée. La déminéralisation est grande et l'organisme élimine une quantité de phosphates et de chlorures supérieure à la moyenne.

La première indication à remplir est celle de modérer cette dénutrition, en évitant, dans la mesure du possible, toutes les causes susceptibles d'augmenter les oxydations organiques, et en particulier en supprimant tout exercice fatigant. Mais il ne suffit pas de diminuer les déperditions azotées, nous devons nous efforcer de les réparer et de rétablir l'équilibre azoté normal par une alimentation surabondante. Pour le

---

quoi consiste la lésion anatomique de la prétuberculose. Les légers indices stéthoscopiques que révèle l'auscultation semblent nous indiquer qu'il s'agit presque toujours d'une phtisie pulmonaire commençante. Nous devons cependant signaler les conclusions de Fauvel, de Paris, au Congrès de la tuberculose de 1898. D'après cet auteur, la lésion de la prétuberculose serait très souvent constituée par une rhinite, une pharyngite. Les étapes amygdalienne et ganglionnaire de la tuberculose larvée des trois amygdales (Dieulafoy) relèveraient également de la prétuberculose.

même motif, nous augmenterons la ration journalière de chlorures et de phosphates.

Nous devrons en même temps placer notre malade dans les conditions hygiéniques les plus favorables à son état général.

Notre médication visera en second lieu la « diminution de la fonction respiratoire du sang » (Jolly) et s'efforcera de rendre à ce liquide sa richesse en globules et en hémoglobine. La cure d'air, la cure d'altitude surtout, combinées avec l'emploi de quelques préparations médicamenteuses (ferrugineux, arsenic, hémoplase) pourront remplir cette indication en même temps que relever l'état de la nutrition générale.

Enfin, dans quelques cas, nous devrons, par un traitement symptomatique, remplir des indications résultant de l'état fonctionnel de certains viscères.

Ajoutons que la médication générale que nous instituons, sans essayer d'agir directement sur la lésion tuberculeuse causale, n'aura pas seulement pour résultat l'atténuation du syndrome anémie et le relèvement momentané des forces du malade. Rendant l'organisme plus vigoureux, elle le place dans des conditions de défense plus favorables vis-à-vis du bacille de Koch. Par suite, l'extension du processus tuberculeux est enrayée, la lésion initiale reste stationnaire, s'améliore, et même, dans beaucoup de cas, finit par rétrocéder. Le traitement général n'est donc pas seulement palliatif, il est réellement curateur, puisque secondairement il atteint la cause du syndrome et amène ainsi une guérison durable.

Nous adopterons pour notre étude la division classique en deux grands chapitres :

1° Traitement hygiénique ;
2° Thérapeutique médicamenteuse.

TRAITEMENT HYGIÉNIQUE

Notre travail, basé sur des observations recueillies dans un hôpital où l'on ne peut instituer un traitement hygiénique aussi complet que dans un sanatorium, portera surtout sur les prescriptions médicamenteuses. Nous croyons cependant utile d'indiquer les ressources que nous pouvons retirer des agents physiques et naturels, ainsi que d'un régime approprié. A ce point de vue, nous devons tout d'abord constater que les prescriptions hygiéniques de l'anémie prétuberculeuse se confondent en partie avec celles de la tuberculose pulmonaire au début. Il n'y a même entre les unes et les autres que des différences de degré.

Nous considérerons successivement le milieu dans lequel nous devons placer notre anémique et les règles d'hygiène individuelle qu'il doit observer.

A. — HYGIÈNE GÉNÉRALE

Tout malade atteint d'anémie prétuberculeuse devra se trouver dans les conditions les plus favorables d'exposition à l'air, de climat et de température.

a) CURE D'AIR. — « Depuis des siècles l'importance de l'air, ce *pabulum vitæ*, comme disaient les anciens, a été justement apprécié dans le traitement des maladies générales. » (Arnozan, *Thérapeutique*.) Et cependant, il suffit de regarder autour de soi pour se rendre compte que les malades ont souvent une tendance à se confiner dans une chambre dont l'aération est insuffisante. Il faut lire, dans les leçons cliniques de Peter, les pages si pittoresques où il décrit « le galetas du pauvre et la chambre à coucher du riche » dont la disposition est combinée comme à dessein pour empêcher le renouvellement de l'air. La ventilation insuffisante de la plupart des habitations oblige le malade à respirer de l'air « prérespiré » (1), à « ruminer cet air confiné » selon l'expression de Peter. La première règle d'hygiène que devra donc suivre notre malade sera de chercher une atmosphère plus pure où il évitera cette « inanition respiratoire » (Peter).

Mais comment instituer cette cure d'air ?

Le séjour à la campagne et l'exposition à l'air pendant une grande partie de la journée pourra généralement suffire. Les fenêtres de l'appartement devront rester ouvertes le jour et la nuit. Le malade se trouvera ainsi soumis d'une façon constante à l'action bienfaisante de l'air pur. Le choix de la résidence n'est pas d'une très grande importance, sous tous les climats on pourra observer d'heureux résultats, car la seule condition réellement indispensable n'est autre que la pureté de l'air. Cependant, certaines régions sont plus que d'autres favorables à la guérison d'un sujet atteint d'anémie prétuberculeuse.

b) CLIMATS. — Sans nous laisser influencer par les idées de Broussais et redouter outre mesure l'influence du froid et de l'humidité, nous devrons, autant que possible, faire choix

_____

(1) Mac Cormac : la phtisie par respiration d'air déjà respiré.

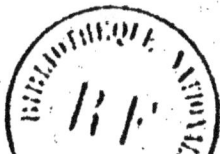

d'un climat égal et tempéré. Les pays trop froids ou trop humides où le malade est exposé à contracter des bronchites, des laryngites, etc., devront être écartés ; il en est de même des contrées où règne une trop grande chaleur. Une température très élevée détermine fréquemment, avec la perte de l'appétit, une disparition rapide des forces et prédispose souvent aux hémoptysies dont nous redoutons l'apparition. Nous éviterons également les régions où règnent des vents trop violents.

Mais les considérations de température ne sont pas les seules qui devront nous guider dans notre choix. Nous nous demanderons si nous ne pouvons pas trouver d'indications particulières dans le séjour à la montagne ou au bord de la mer.

1° *Climats maritimes.* — Les climats maritimes ont joui d'une grande vogue dans le traitement de diverses affections. « Je suis convaincu, écrivait Laënnec, que nous n'avons pas » encore de meilleurs moyens à opposer à la phtisie que la » navigation et l'habitation au bord de la mer dans un cli- » mat doux ». Lindsay (1) a recommandé les voyages en mer dans un navire à voile ; divers auteurs ont publié des exemples de cure de tuberculose pulmonaire obtenus à Arcachon, à Cannes, à Nice, à Hyères, à Menton et sur tout le littoral méditerranéen. Si le séjour dans les contrées maritimes a donné de bons effets dans la phtisie, ne pourrait-il pas nous rendre des services dans l'anémie prétuberculeuse ?

Malheureusement l'étude des effets du climat marin sur les phénomènes intimes de la nutrition ne paraît pas devoir

_____

(1) Lindsay, Traitement climatérique de la phtisie pulmonaire. Traduction Lalesque. Paris 1892.

confirmer entièrement les résultats de l'expérience. « Le séjour au bord de la mer augmente l'appétit et le poids du
corps, la puissance musculaire, il stimule les échanges organiques dans les deux tiers des cas ; les échanges généraux
augmentent, la déminéralisation totale diminue, l'acide uri-
que diminue. Le climat marin convient aux sujets dont la nutrition est languissante et est contre-indiqué quand l'analyse
révèle une suractivité de la nutrition » (1), dans les états
morbides s'accompagnant de désassimilation exagérée. Les
tuberculeux pulmonaires ayant des échanges suractifs et des
oxydations trop intenses paraissent donc devoir être écartés du littoral, si nous adoptons les conclusions du rapport
de Ch. Robin et Binet au troisième Congrès international de
thalassothérapie tenu à Biarritz (avril 1903). Il est cependant
un certain nombre de tuberculeux qui ont des échanges nor-
maux ou ralentis et qui dans ces conditions peuvent bénéficier du climat marin. Certains de nos malades atteints d'anémie prétuberculeuse ne seraient-ils pas également dans ce
cas ? Les nombreux insuccès de la cure marine (2) ne tiennent-
ils pas souvent à ce que le malade, trop confiant dans la valeur curative du climat, néglige des prescriptions hygiéniques fondamentales, telles que la cure d'air et le repos ? Aussi,
bien que la théorie de Ch. Robin et Binet nous paraisse assez séduisante, nous ne devrons pas oublier les heureux résultats de la cure marine proclamés au nom de la seule expérience et nous continuerons à penser que les climats maritimes conviennent dans beaucoup de cas aux malades atteints d'anémie prétuberculeuse. Les idées exprimées par

_____

(1) Rapport de Charles Robin et Binet au troisième congrès international de thalassothérapie Biarritz, 19-21 avril 1903.
(2) Même congrès : « Il n'y a pas de traitement de la tuberculose
pulmonaire, à Biarritz ».

Lalesque dans le même congrès, en ce qui concerne l'envoi des tuberculeux à la mer, nous paraissent applicables en tous points au cas qui nous occupe : sous réserve d'une hygiène parfaite combinant la cure d'air et de repos, on aura tout avantage à placer le malade dans un climat maritime. Nous ajouterons que le séjour au bord de la mer devra surtout être conseillé pendant l'hiver.

2° *Climats d'altitude*. — Si les bords de la Méditerranée offrent surtout aux malades des climats d'hiver, les altitudes lui fourniront surtout des stations estivales.

Les avantages des climats d'altitude sont appréciés depuis longtemps déjà, et l'immunité relative des montagnards (1) à l'égard de la tuberculose est un fait connu. Au point de vue physiologique, nous savons que le séjour sur les hauteurs a pour effet une ventilation plus active du poumon. « La di-
» minution de la pression oblige le malade à une gymnasti-
» que respiratoire qui augmente la capacité pulmonaire et
» aguerrit les muscles thoraciques. » (Gaston, Lyon, *Clinique thérapeutique*.) D'autre part, les travaux de P. Bert, de Viault, d'Egger nous ont montré qu'il y a une augmentation considérable du nombre des globules rouges ; ce fait, joint à une amplitude plus grande des mouvements respiratoires, a pour conséquence une hématose plus parfaite. La cure d'altitude a encore pour résultat d'influencer heureusement les autres fonctions de l'organisme : l'appétit augmente, les forces reviennent, et, après une courte période d'acclimatation, le

----

(1) Il résulte des travaux classiques de climatologie de Lombard que pour la Suisse les grandes altitudes sont complètement à l'abri de la phtisie (Lombard, Le climat des montagnes considéré au point de vue médical. Genève 1873).

malade se trouve dans les meilleures conditions de milieu pour réparer les pertes qu'il a subies.

Il semble donc que nous ayons tout avantage à envoyer un sujet atteint d'anémie prétuberculeuse dans une des nombreuses stations climatériques des Alpes ou des Pyrénées. En effet, on ne trouve pas chez lui les contre-indications qui font parfois redouter pour un tuberculeux avancé le séjour à la montagne et, sauf dans le cas de tachycardie très prononcée, le climat d'altitude convient à presque tous nos malades.

Mais à quelle saison de l'année est-il préférable d'instituer cette cure ? Brehmer, à Gobersdorf, dans les montagnes de la Silésie autrichienne, la pratiquait hiver comme été. Le séjour, pendant l'hiver, au milieu des montagnes et au pied des glaciers a eu son heure de vogue, et beaucoup de médecins ne se laissent pas arrêter par des considérations de saison pour envoyer leurs malades sur les plateaux les plus élevés des Alpes. Nous ne voyons pas la nécessité d'exposer ces malades à des températures trop basses, alors qu'ils peuvent passer l'hiver dans des stations moins froides et tout aussi profitables à leur guérison.

Nous croyons que les climats d'altitude conviennent surtout à la cure d'été et que les meilleurs résultats seront obtenus du commencement du mois de juin à la fin de septembre.

3° *Stations d'eaux minérales.* — On pourra envoyer un sujet atteint d'anémie prétuberculeuse dans une station d'eaux minérales si celle-ci présente les conditions climatériques déjà énoncées. Nous indiquerons plus loin celles qui nous paraissent le plus indiquées et où, en même temps qu'une cure de séjour, nous pourrons instituer un traitement hydrominéral.

c) PHOTOTHÉRAPIE. — La cure de soleil pourra être, dans certains cas, un adjuvant utile. Ses effets pour stimuler la nutrition sont indéniables, mais nous ne devons pas oublier que, dans le cas qui nous occupe, le malade est non seulement un anémique, mais encore un tuberculeux, et que, par l'exposition directe aux rayons solaires, nous avons à redouter des accidents congestifs, parfois même une hémoptysie. Nous ne croyons pas que les grands bains de lumière préconisés en Allemagne, puissent nous rendre de réels services, car ils sont peu compatibles avec une immobilité absolue du sujet et le privent ainsi d'un moyen de guérison absolument indispensable : la cure de repos.

B. — HYGIÈNE INDIVIDUELLE

Le malade atteint d'anémie prétuberculeuse ne pourra profiter de la cure d'air et de toutes les ressources climatériques mises à sa disposition s'il n'observe un certain nombre de règles d'hygiène individuelle.

a) CURE DE REPOS — Il devra éviter tout surmenage physique et intellectuel et par suite ne se contraindre à aucune occupation fixe. Sa vie sera très régulière, combinée de façon à éviter la moindre fatigue ou le plus léger écart de régime. La cure de repos, qui donne des résultats si heureux dans la tuberculose pulmonaire (Dettweiller), ne nous paraît cependant pas devoir être instituée dans toute sa rigueur. Sans doute, l'exercice est une cause de déglobulisation (Hayem), sans doute il active la dénutrition, augmente les dépenses et constitue par lui même une source d'auto intoxication par l'accumulation des déchets ; mais il a l'avantage de stimuler l'organisme, de favoriser la ventilation pulmo-

naire et, par suite, de retarder, dans une certaine mesure
la tuberculisation de l'organe. En outre, sa contre-indica-
tion absolue, la fièvre, n'existe pas chez notre malade. La
dyspnée et la tachycardie, que l'on observe dans quelques
cas, n'ont pas la gravité qu'elles acquièrent dans la phtisie,
et, à condition d'être très étroitement surveillées, ne condam-
nent pas davantage le sujet à une immobilité prolongée. Aussi
en dehors des formes très sévères où l'on n'hésitera pas à
prescrire le séjour au lit, comme Hayem le conseille dans
toutes les anémies intenses, on pourra permettre un exercice
modéré qui devra toujours se faire au grand air. En règle
générale, on devra, dès le début du traitement, ordonner un
repos à peu près complet. Puis progressivement, au fur et
à mesure que l'état général se relèvera, on autorisera le malade à faire une sortie en voiture, une courte promenade,
mais « on attendra pour conseiller la gymnastique ou les
marches un peu fatigantes que l'intervention médicamenteuse ait produit une amélioration très notable » (Gaston
Lyon, *Clinique thérapeutique*).

b) HYGIÈNE DE LA PEAU. — Les frictions sèches et les diverses pratiques hydrothérapiques pourront-elles nous rendre
des services dans le traitement d'un malade atteint d'anémie
prétuberculeuse ? Nous savons aujourd'hui, par les travaux
de Bouchard, quelle est l'importance de l'étendue de la surface cutanée en ce qui concerne les échanges organiques, et
nous savons que nous pouvons influencer certains actes intimes de la nutrition en réveillant et en activant le fonctionnement de la peau.

Les frictions sèches, pratiquées le matin au réveil, avec
un gant de crin, par exemple, ont un effet tonique incontestable et depuis Chomel et Guéneau de Mussy, tous ceux qui
les ont employées en ont apprécié les heureux effets.

L'hydrothérapie froide, dont H. Bennet a été un des premiers vulgarisateurs et que Peter a fait entrer encore davantage dans la pratique pour le traitement de la tuberculose, paraît également donner de bons résultats. Mais, encore une fois, nous ne devons pas oublier que les oxydations sont chez notre malade plus actives qu'à l'état normal. Les ablutions froides, les douches, ont sans doute pour effet de dégager les circulations viscérales en activant la circulation tégumentaire, mais elles augmentent les combustions, et par suite accroissent l'usure d'un organisme affaibli. Aussi, croyons-nous que l'excitation des fonctions cutanées, déterminant « une incitation à la destruction de la matière, proportionnellement à l'étendue de la surface du corps » (Bouchard, *Pathologie générale*), devra être réservée à certains cas et toujours très étroitement surveillée dans son application. Peut-être, l'hydrothérapie chaude, qui a pour effet de ralentir les combustions, pourrait-elle être essayée chez quelques-uns de nos malades ?

c) HYGIÈNE DU VÊTEMENT. — Le vêtement devra être chaud, mais sans excès. Les malades ne mettront jamais directement sur la peau des vêtements de toile et porteront toujours une flanelle. Ils auront soin de s'entourer de couvertures chaudes pendant la cure d'air.

d) HYGIÈNE SEXUELLE. — Le repos absolu sera nécessaire pendant la période menstruelle. Lorsque les règles seront supprimées, on s'abstiendra de toute médication destinée à les faire apparaître. Si une grossesse survient, la malade devra être très attentivement surveillée à cause du coup de fouet possible que peut donner la grossesse ou l'accouchement à la tuberculose. Elle ne devra pas allaiter.

e) RÉGIME. — Tout malade atteint d'anémie prétuberculeuse

se trouve dans un état de déperdition azotée et de déminéralisation souvent considérable. En instituant la cure de repos, nous avons essayé de réduire au minimum cette désassimilation exagérée. C'est par un régime approprié que nous
devons essayer d'en atténuer les effets en réparant, autant
que possible, les pertes subies par l'organisme. Les heureux
résultats d'une alimentation surabondante dans la tuberculose avérée, comme aussi dans certaines anémies, nous font
un devoir d'en rechercher les indications dans l'anémie prétuberculeuse.   Il est évident que si cette suralimentation a
pour corrélatif une assimilation plus grande, susceptible de
compenser l'usure de l'azote des tissus, nous aurons tout
avantage à la prescrire dans l'affection qui nous occupe. Mais
en est-il réellement ainsi ? Si nous étudions l'évolution des
matériaux azotés par exemple chez un individu normal
soumis à une ration moyenne, nous constatons qu'une faible
partie de ces matériaux est expulsée avec les matières féca-
les, le reste est absorbé au niveau du tube digestif, passe
dans la circulation, se fixe sur les tissus « pendant le court
laps de temps nécessaire à l'organisme pour rétablir l'équilibre azoté » (1), et s'élimine finalement sous forme d'urée.
Si l'ingestion des substances azotées augmente, une plus
forte proportion de ces substances se retrouve dans les fèces.
Mais on note en même temps l'augmentation de l'azote urinaire : la surcharge alimentaire carnée a eu pour conséquence l'absorption d'une plus grande quantité de substances albuminoïdes. Il semble donc logique chez un sujet qui subit
une dénutrition considérable d'essayer de rétablir l'équilibre
azoté par la suralimentation. Mais, si l'on peut chez un indi-

(1) E. Lambling, L'alimentation surabondante, in Bauchard,
Pathologie générale.

vidu normal augmenter la quantité d'azote absorbé en lui donnant une ration d'albuminoïdes plus abondantes, il n'en est pas toujours de même à l'état pathologique. En ce qui concerne les tuberculeux, Labbé et Vitry (1) ont montré que très souvent leur puissance d'assimilation vis-à-vis des substances azotées est très inférieure à la normale. « Il existe, chez chacun d'eux, disent ces auteurs, un chiffre limité d'azote qu'il est capable d'utiliser et qu'il excrète sous forme d'azote urinaire ; au delà de ce chiffre, non seulement l'azote ingéré ne rend aucun service au malade, qui l'élimine simplement sous forme d'azote fécal, mais encore il surcharge et fatigue inutilement le tube digestif ». Si l'on ajoute que les heureux effets de la suralimentation paraissent dus presque uniquement à l'action spécifique de la viande crue (Travaux de Ch. Richet sur la zomothérapie), on voit que les indications de cette suralimentation considérée uniquement comme destinée à réparer les pertes azotées tendent à devenir de moins en moins nombreuses dans la tuberculose pulmonaire. Aussi devant un sujet atteint d'anémie prétuberculeuse et qui, presque toujours, présente des troubles dyspeptiques de gravité variable, nous ne devons pas considérer cette suralimentation comme le seul régime à prescrire. Nous rechercherons chez lui les moindres troubles fonctionnels du tube digestif et c'est seulement dans le cas où cet examen aura été négatif que nous pourrons songer à lui donner une alimentation surabondante.

1° *Régime alimentaire d'un sujet atteint d'anémie prétuberculeuse ne présentant aucun trouble dyspeptique.* — En raison de la déperdition azotée que subit le malade, l'augmen-

(1) Labbé et Vitry. L'albumine dans l'alimentation des tuberculeux. *Presse médicale*, 1906.

tation des substances ingérées portera surtout sur les albuminoïdes. Toutes les fois que cela sera possible, on dosera l'azote urinaire et on tâchera d'instituer une ration alimentaire utile, c'est-à-dire en rapport avec ces pertes azotées. Les œufs, les viandes noires et blanches, les cervelles, le poisson, les féculents riches en azote, tels que les lentilles, les pois, les haricots, rempliront l'indication énoncée. Les légumes frais, les pâtes alimentaires, les conserves à l'huile, le beurre, le fromage feront également partie du régime. Le lait additionné d'un peu de cognac ou de fleur d'oranger fera le complément de l'alimentation de notre malade. Il n'est pas contre-indiqué d'autoriser le malade à faire une cure de petit lait à la montagne. Les boissons de table seront le vin, la bière, le stout, qui est particulièrement reconstituant. On pourra prendre un verre de Bordeaux après le repas et quelquefois un petit verre d'alcool.

2° *Régime alimentaire d'un sujet atteint d'anémie prétuberculeuse présentant des troubles dyspeptiques.* — Nous pouvons nous trouver en présence de deux cas différents : ou bien ces troubles ont surtout comme cause un élément nerveux, ou bien ils résultent de l'incapacité fonctionnelle du tube digestif.

Dans le premier cas, ils sont surtout constitués par de l'anorexie, par une répugnance spéciale vis-à-vis de certains aliments, par des perversions du goût, mais s'accompagnent rarement de vomissements et de diarrhée. Si nous forçons le malade à manger, il n'y a pas d'aggravation des troubles digestifs, et d'autre part, l'analyse des urines révèle une excrétion azotée supérieure à celle des jours précédents ; en dépit des apparences, l'absorption est restée normale.

Dans le second cas, au contraire, il y a très souvent des vomissements, de la diarrhée, un état saburral des premières voies digestives. Si, comme précédemment, nous voulons obliger notre malade à se suralimenter, les troubles dyspeptiques augmentent, et l'on ne note aucune modification du chiffre de l'urée. La limite de ce chiffre était déjà atteinte et l'ingestion d'une quantité plus grande d'aliments a eu simplement pour résultat une aggravation de l'état du tube digestif, sans que l'absorption des matières azotées ait été plus active.

Le régime à instituer chez un malade atteint d'anémie prétuberculeuse et présentant des troubles dyspeptiques devra donc être différent dans les deux cas que nous avons distingués.

Dans le premier, nous aurons tout avantage à prescrire une alimentation abondante et même surabondante, en dépit de l'atonie apparente du tube digestif. Si le malade ne peut vaincre son dégoût pour les aliments, on essayera de lui faire prendre diverses poudres de viande (Debove), mélangées à du lait, du bouillon, du chocolat. Si même l'on ne peut, en aucune façon, triompher de sa répugnance, on pourra recourir à la sonde œsophagienne, mais dans aucun cas on ne devra pratiquer un véritable gavage comparable à celui que le professeur Debove emploie chez les tuberculeux. Enfin, on mettra en œuvre un certain nombre de moyens hygiéniques (vie au grand air, frictions, etc.), et médicamenteux (quinquina calisaya), pour rendre l'appétit à notre malade.

Dans le cas de dyspepsie réelle avec ou sans dilatation de l'estomac, nous pourrons l'alimenter avec des poudres de viande, du lait, du képhir et lui donner une ration alimentaire juste suffisante à son entretien et proportionnelle à la quantité d'azote que son tube digestif peut absorber. On instituera en même temps un traitement s'adressant directement à l'état gastro-intestinal. Nous l'étudierons ultérieurement.

SANATORIA. — Si nous résumons les règles d'hygiène générale et individuelle que nous prescrivons dans le traitement de l'anémie prétuberculeuse, nous voyons qu'elles coïncident absolument avec celles qui sont observées dans un sanatorium. La cure d'air, le séjour dans les altitudes, la photothérapie, la cure de repos et le régime que nous faisons suivre à notre malade sont réglementés d'une façon si parfaite dans ces établissements que nous devons nous demander si l'envoi du sujet que nous traitons dans l'un d'eux ne serait pas indiqué. Au premier abord, il y aurait, nous semble-t-il, grand avantage à le faire bénéficier de ce séjour. Toutefois, si notre malade veut se conformer de lui-même à toutes nos prescriptions, s'il veut, par une aération régulière, rendre son habitation aussi hygiénique que possible, et se soumettre au repos, il peut arriver aux meilleurs résultats. Malheureusement, le médecin ne sera pas toujours rigoureusement écouté, et trop souvent le malade, heureux des premiers effets de sa cure d'air et de repos, se livrera trop vite à un exercice qui, pour être modéré, ne lui sera pas moins nuisible. Et cependant, si nous craignons que ces infractions à nos prescriptions aient des effets dangereux, nous redoutons aussi d'envoyer notre prétuberculeux dans un sanatorium, avec des phtisiques avérés. Sans doute, le sanatorium serait pour nos malades un établissement de choix, mais nous sommes obligés de nous priver de ses ressources pour la bonne raison que, s'il existe des sanatoria pour les tuberculeux, il n'y en a pas encore pour les prétuberculeux.

THÉRAPEUTIQUE MÉDICAMENTEUSE

Quelle que soit l'importance du traitement hygiénique, ses effets doivent être complétés par un certain nombre de prescriptions médicamenteuses.

A. — FERRUGINEUX. — En présence d'une anémie, la première idée qui se présente au médecin est celle de rendre au sang sa teneur en globules rouges et en hémoglobine et de prescrire le médicament qui lui paraît le mieux remplir cette indication, c'est-à-dire le fer. Le fer, en effet, a été toujours fort en honneur. Hippocrate l'employait pour rendre fécondes les femmes dont la stérilité tenait à la chlorose. De tous temps, malades et médecins en ont usé et abusé pour guérir les pâles couleurs. L'analyse chimique, en montrant le rôle du fer dans la constitution de la matière colorante du sang, a donné raison aux résultats proclamés déjà au nom de l'expérience et a surexcité l'engouement pour ce médicament. Rien de plus légitime, semble-t-il, que de le prescrire dans toutes les anémies, quelle qu'en soit la nature et, en particulier, dans l'anémie prétuberculeuse. « Il est certain que, dans ce dernier cas, les premiers effets du remède sont heureux ; la pâleur diminue, les forces s'accroissent, l'appétit augmente. » (Arnozan, *Thérapeutique*.) Nous ne devons cependant pas oublier l'anathème lancé par Trousseau contre l'emploi des ferrugineux dans la tuberculose pulmonaire. Trop souvent, en effet, une hémorragie abondante viendra brusquement faire cesser l'illusion d'une thérapeutique bienfaisante, et, dans beaucoup de cas, sera comme le signal de l'extension du processus tuberculeux. Mais, si l'usage des préparations martiales dans la phtisie confirmée est contre-indiqué ; si, sur ce point, la plupart des praticiens acceptent la condamnation portée par Trousseau, devons-nous, d'une façon aussi absolue, proscrire le fer dans la prétuberculose ? Sans doute, d'après la définition que nous avons adoptée, tout malade atteint d'anémie prétuberculeuse est, en réalité, déjà tuberculeux, mais la lésion initiale, dont l'extension pourra déterminer la tuberculisation du poumon, ne siège pas toujours sur cet organe. Nous savons qu'il y a deux groupes de prétuberculeux :

1° Ceux chez lesquels le bacille de Koch se localise d'emblée sur un sommet et détermine la production d'une lésion latente que l'auscultation la plus minutieuse permet à peine de soupçonner ;

2° Les malades chez lesquels le bacille reste encore localisé au niveau du rhinopharynx, du larynx (Fauvel, de Paris), ou cantonné sur un groupe ganglionnaire (Dieulafoy).

Si, chez les premiers, on est en droit de considérer comme nuisible toute médication ferrugineuse, il n'en est pas de même chez les seconds. Chez eux, en effet, le poumon est encore sain et ne saurait présenter les phénomènes congestifs qui peuvent avoir pour résultat une hémoptysie. D'autre part, les heureux résultats du fer dans la scrofule sont trop connus pour qu'on l'exclue d'une façon trop absolue de la thérapeutique des anémies prétuberculeuses. En règle générale, nous croyons pouvoir affirmer qu'on pourra avec avantage prescrire les ferrugineux toutes les fois qu'un examen très attentif ne nous aura révélé aucun signe suspect au niveau d'un sommet. Dans tous les cas, le malade devra être surveillé de très près, devra être ausculté le plus souvent possible et suspendra la médication au moindre indice.

Ces réserves faites, nous pourrons donner le fer sous diverses formes : le protoxalate de fer à la dose de 0,10 à 0,20 centigrammes en cachets ou en pilules serait, d'après Hayem, celui des sels de fer que l'on aurait le plus d'avantages à prescrire ; l'iodure de fer, le lactate, le citrate pourront également être prescrits. Mais les préparations idéales seront celles qui essayeront de faire pénétrer le fer dans l'organisme sous une forme organique : les albuminates, les peptonates de fer directement assimilables sont, à l'heure actuelle, très en vogue, et leur succès a conduit différents auteurs à l'essai de combinaisons ferriques se rapprochant des substances vivantes qui renferment du fer dans leur molécule. Kobert a obtenu par la combinaison de zinc et de pyrogallol avec le sang des animaux des substances auxquelles il a donné le nom d'hémol et d'hémogallol. D'autres auteurs ont proposé des préparations ferrugineuses dont la base n'est autre que la substance du foie (ferratine) ou du jaune de l'œuf (ferrovitellinate de Grappler). « Viaud, constatant que le fer est si intimément combiné aux végétaux qu'il est à peine décelable par les réactifs ordinaires, conseille d'augmenter par des arrosages à l'eau rouilleuse la quantité de métal qu'ils contiennent et pense que certaines graines, les lentilles surtout, ainsi cultivées seraient de précieux agents de médication ferrugineuse. » (Arnozan, *Thérapeutique*). On a également essayé de métalliser les huîtres pour réaliser la même indication. Mais toutes ces substances que l'on donne généralement par la bouche présentent l'inconvénient de se décomposer dans le tube digestif et, à part certaines hémoglobines et certains peptonates de fer, leur emploi ne donnera pas de meilleurs résultats que celui des préparations ferrugineuses anciennes. Plus efficaces nous paraissent les préparations opothérapiques qui contiennent du fer ; mais leur étude fera l'objet d'un chapitre spécial.

B. — Arsenicaux. — Si l'emploi des préparations ferrugineuses dans l'anémie prétuberculeuse paraît devoir être réservé à certains cas un peu spéciaux, il n'en est pas de même de la médication arsenicale. Nous connaissons, en effet, les bons résultats qu'elle donne aussi bien dans les diverses anémies que dans la cachexie tuberculeuse. L'arsenic agit comme un médicament d'épargne (G. Sée) et paraît influencer heureusement le système nerveux trophique (Daremberg), pour stimuler l'assimilation (Peter). « Il empêche la dénutrition et la déminéralisation qui précède toujours l'invasion de la tuberculose. » (Arnozan, *Thérapeutique*.) Sous son influence, les différents symptômes s'amendent, le malade retrouve l'appétit, reprend souvent de l'embonpoint, l'excrétion de l'urée diminue : en un mot, selon l'expression de Renaut, l'arsenic paraît constituer un remède « paradoxalement efficace ». Nous devons ajouter qu'à condition de suivre le conseil de Peter et de ne jamais employer de doses trop fortes, on n'a pas à craindre qu'il soit déglobulisant comme certains auteurs l'ont affirmé. Mais toutes les préparations arsenicales n'ont pas la même valeur thérapeutique. A ce point de vue, nous devons les diviser en deux groupes : les préparations anciennes et les préparations nouvelles. Parmi les premières, nous citerons comme pouvant nous rendre de réels services les granules de Dioscoride qui contiennent chacun 0.001 milligramme d'acide arsénieux. Le malade en prendra deux par jour au commencement et augmentera progressivement jusqu'à sept à huit. La liqueur de Fowler, à la dose de dix à vingt gouttes par jour, pourra également être prescrite. Mais, de toutes les préparations anciennes, celle qui paraît donner les meilleurs résultats est encore la solution d'arséniate de soude :

Arséniate de soude : 0.10 centigrammes.

Eau : 200 centimètres cubes.

Eau de laurier-cerise : 50 grammes.

On en fait prendre une cuillerée à café à chaque repas. Enfin les bains arsenicaux pourront être conseillés dans certains cas. Ceci nous amène à dire quelques mots des eaux arsenicales et de leurs indications dans l'anémie prétuberculeuse. Les plus actives sont celles de La Bourboule qui contiennent environ 0.01 centigramme d'arséniate de soude et 3 grammes de chlorure de sodium.

Le malade en prend d'abord deux demi-verres par jour avant le repas, puis augmente progressivement jusqu'à deux ou trois verres par jour. La minéralisation des eaux du Mont-Dore est moindre. Prises en boisson, elles n'ont pas des effets très actifs ; mais les bains, joints aux avantages du climat, peuvent amener des améliorations réelles.

Mais, qu'il s'agisse d'eaux minérales ou de préparations pharmaceutiques, les préparations arsenicales anciennement connues présentent de nombreux inconvénients. Trop souvent, en effet, des phénomènes de saturation apparaissent ; le malade souffre de la tête, a des engourdissements, de la tachycardie, des épistaxis, des troubles gastro-intestinaux et le médecin se voit obligé de suspendre la médication, au plus grand détriment de la cure instituée.

Moins dangereuses et en même temps plus actives sont les préparations nouvelles qui dérivent toutes de l'acide cacodylique.

Le cacodylate de soude, étudié par Gautier et Renaut (1)

---

(1) Gautier et Renaut, Communication à l'Académie de médecine (mai-juin 1899).

contient 51,30 pour 100 d'arsenic métallique et peut être
donné à des doses assez élevées (0,40 à 0,80 centigrammes)
sans inconvénient. C'est, à l'heure actuelle, la préparation
arsenicale qui donne les meilleurs résultats sans risquer d'in-
toxiquer le malade. Le seul inconvénient sérieux qu'on puisse lui reprocher est sa décomposition facile par la chaleur
ou sous l'influence des sucs digestifs. Cette décomposition
met en liberté de l'oxyde de cacodyle vénéneux, facilement
reconnaissable à son odeur alliacée. Aussi devra-t-on recourir à certains procédés spéciaux pour stériliser les solu-
tions dans lesquelles entre le cacodylate et proscrire absolument l'absorption du médicament par la bouche. Employé
en injections hypodermiques et à doses thérapeutiques, il ne
détermine jamais de troubles digestifs, ni d'exanthèmes. Ses
effets se font sentir au bout de peu de temps : le malade retrouve l'appétit, engraisse, et, fait important dans le cas qui
nous occupe, un examen hématologique montre une augmentation rapide des hématies et même dans quelques cas de
l'hémoglobine (Widal, Société médicale des hôpitaux, 2
mars 1900). Rarement, le malade, soumis à une série de piqûres éprouvera un léger sentiment de malaise avec un peu
de céphalalgie et d'éréthisme circulatoire. La solution généralement employée pour les injections est la suivante :

Cacodylate de soude : 0 gr. 50 centigrammes.
Eau distillée bouillie : 10 centimètres cubes.

On injecte un centimètre cube par jour pendant dix jours
de suite ; on laisse reposer le malade pendant une période
d'égale durée et l'on recommence la médication. Les effets
thérapeutiques se font rapidement sentir. Dans l'observation I,
nous voyons que l'état de la malade, resté stationnaire
jusqu'au jour où l'on a prescrit les injections de cacodylate,
a subi à partir de ce moment une amélioration rapide. Les

troubles gastriques ont disparu entièrement, l'essoufflement a diminué, la malade a engraissé et a repris des forces. L'observation II n'est pas moins instructive à ce point de vue. La malade entre le 7 mars avec une dyspepsie, dont la principale manifestation est une anorexie à peu près complète, accompagnée d'épigastralgie. Elle est pâle, maigre, incapable du moindre effort ; on commence tout de suite une série d'injections de cacodylate, et le 20 mars on note le retour de l'appétit et la disparition de tous les troubles digestifs. Enfin, si en raison des autres médications instituées en même temps, on ne doit pas attribuer au seul cacodylate les améliorations notées dans les observations III et IV, on doit cependant admettre qu'elles ne lui sont pas tout à fait étrangères.

Les injections de cacodylate de soude paraissent donc être indiquées dans tous les cas d'anémie prétuberculeuse. Malheureusement, certains malades pusillanimes ne peuvent se résoudre à accepter ces inoffensives piqûres. Dans ces cas, on pourra prescrire avec avantage un médicament qui, par sa constitution chimique et ses effets thérapeutiques, se rapproche du cacodylate, sans cependant se décomposer comme lui dans l'estomac. L'arrhénal ou méthylarsinate de soude se donne à peu près aux mêmes doses que le cacodylate. Le malade pourra prendre par jours trois à quatre pilules de 0 gr. 02 centigrammes, ou à chaque repas dix à quinze gouttes d'une solution à 1/50.

Enfin, dans certains cas où le fer ne sera pas contre-indiqué, le cacodylate de fer est susceptible de donner de bons résultats.

C. — HUILE DE FOIE DE MORUE

La valeur alimentaire et thérapeutique de l'huile de foie
de morue, dans la première période de la phtisie en fait un
médicament de premier ordre dans le traitement des anémies prétuberculeuses. A part son action hypothétique sur
les lésions bacillaires, elle facilite l'assimilation, relève les
forces, redonne de l'embonpoint. La dose minimum que l'on
doit employer est de six cuillerées à bouche, d'après Jaccoud.
Toutes les fois que cela sera possible, on aura tout avantage
à l'augmenter. « Certains malades, dit Gaston Lyon, arri-
vent à prendre des quantités considérables d'huile ; ils la
boivent non à la cuiller, mais au verre ». Dieulafoy est arrivé
en la donnant, refroidie au moyen d'un mélange réfrigérant,
à en faire prendre jusqu'à 2 ou 300 grammes par jour à certains sujets. On ne se laissera guider, dans la prescription
de doses plus ou moins fortes que par la tolérance du
tube digestif, variable suivant les individus. Toutes les fois
que l'huile de foie de morue sera difficilement supportée, on
pourra essayer d'en masquer le goût par divers artifices.
Dans beaucoup de cas, il y aura avantage à en suspendre
l'emploi de temps en temps et à faire alterner cette médication avec une autre, avec une série de piqûres de cacodylate de soude par exemple. C'est ce que l'on a fait chez l'une
des malades dont nous relatons plus loin l'observation (observation III). Cette femme présentait une décoloration des
téguments sans diminution du nombre des hématies, des
troubles gastro-intestinaux, caractérisés par de l'hyperchlorhydrie et de la constipation. On conseille des promenades
au soleil et on ordonne de l'huile de foie de morue. Au bout
de dix jours, la malade a augmenté de deux kilogs, mais ne

peut plus supporter l'huile ; on cesse le médicament et l'on commence une série d'injections de cacodylate de soude. L'amélioration continue. Au bout de trois semaines, la malade a augmenté de six kilogs, les muqueuses sont plus colorées, l'essoufflement moins facile, les forces sont en partie revenues et la malade sort. Peut-on trouver un exemple plus frappant de l'heureux résultat que l'on peut retirer de l'association des deux médications ? L'amélioration, déjà manifeste lorsque la malade n'a plus pris d'huile de foie de morue, n'a pas subi un temps d'arrêt du fait de la cessation du remède. La médication arsenicale n'a fait au contraire que l'accentuer au point de faire espérer une guérison prochaine.

D. — GLYCÉRINE.

Certains auteurs ont considéré la glycérine comme un succédané de l'huile de foie de morue, et de fait, comme elle, elle détermine l'augmentation du poids du corps (G. Sée). Elle pourra donc nous être utile dans le traitement des anémies prétuberculeuses lorsque, par exemple, un malade ne pourra vaincre en aucune façon sa répugnance pour l'huile de foie de morue. On la donnera à la dose de 30 à 40 grammes par jour, sans jamais essayer d'en faire prendre davantage. On évitera ainsi certains effets toxiques.

E. — PHOSPHATES.

Comme l'ont montré J. Teissier (de Lyon) et Stokris, les phtisiques éprouvent, surtout au début de leur affection, une déperdition phosphatée considérable. Chez un individu normal, l'alimentation suffit à réparer ces pertes incessantes ;

mais dès qu'elles deviennent trop considérables, l'organisme
a besoin d'un « supplément de phosphate » (Arnozan). C'est
dans ce but que l'on est amené à prescrire à certains malades
l'emploi de phosphates soit calcaires, soit alcalins, à la dose
de 0 gr. 50 centigrammes à 1 gramme par jour. Quelques
auteurs leur préfèrent les hypophosphites (0 gr. 10 à 0 gr. 15
centigrammes), comme étant d'une assimilation plus facile.
Les mêmes résultats peuvent être encore obtenus par l'emploi des lécithines dont on injecte 0 gr. 20 à 0 gr. 30 centigrammes, ou par l'usage de laits phosphatés obtenus
en faisant absorber à des vaches une grande quantité de phosphates ; on est ainsi arrivé à avoir un lait renfermant 3 grammes de ces sels par litre. Enfin Marfan prescrit l'huile de foie
de morue phosphorée qu'il fait prendre au moment des repas.

Mais si la médication phosphatée nous paraît indiquée
pour réparer les déperditions considérables éprouvées par le
phtisique, doit-elle aussi être employée dans le traitement de
l'anémie prétuberculeuse ? Nous pensons que si elle peut être
instituée dans certains cas, son emploi ne doit pas être pro-
longé trop longtemps, car « les globules rouges et l'hémoglobine, qui augmentent un peu avec les premières doses de
phosphates, sont bientôt détruits en grande quantité quand
on prolonge l'emploi de cette substance ». (Arnozan, *Thérapeutique.*)

F. — CHLORURE DE SODIUM

L'élimination du chlorure de sodium est non moins grande
que celle des phosphates chez les tuberculeux. Mais, comme
la présence de ce sel dans le sérum sanguin en quantité dé-
finie (7,3 pour 100) est absolument indispensable, la moindre
modification de ce taux amenant rapidement des altérations

des globules rouges, nous devons, semble-t-il, surveiller son
emploi chez un malade atteint d'anémie prétuberculeuse.
Sans prescrire de solution saline, on pourra veiller à ce
que l'alimentation de notre sujet soit suffisamment salée.
Peut-être aussi pourrait-on rechercher le rôle reconstituant
du chlorure de sodium sur la nutrition générale en lui con-
seillant un séjour dans une station d'eaux chlorurées. Parmi
elles, citons Ems, Royat : cette dernière étant particulièrement indiquée chez les tuberculeux peu avancés avec anémie
et troubles digestifs.

G. — OPOTHÉRAPIE

Un certain nombre de résultats obtenus par l'emploi de
suc testiculaire ou ovarien et par l'emploi de la moelle osseuse dans le traitement de quelques formes d'anémies, nous
conduit maintenant à rechercher si l'anémie prétuberculeuse
ne bénéficierait pas de cette médication. Dans la tuberculose
pulmonaire, le suc orchitique n'arrête pas la marche de la
maladie, mais peut exercer sur elle une certaine action, car
il a pour effet d'augmenter l'appétit et les forces : Bauffé,
Gérot, Dufourgué ont obtenu quelques succès en traitant des
chlorotiques par ce même produit. Le suc ovarien a été également essayé chez ces dernières : « Diminution de la pâleur,
retour des forces, amélioration de la dyspepsie, augmentation
du nombre des globules rouges, tels sont les phénomènes
heureux que l'on a pu obtenir. » (Arnozan. *Thérapeutique.*)
Il est incontestable que ces différents sucs peuvent avoir une
action plus ou moins efficace dans le traitement de certaines
anémies, mais, comme nous l'avons dit à propos du suc testiculaire, leur action est nulle sur la tuberculose. Et dans le
cas qui nous occupe, nous ne devons pas oublier que nous

sommes en présence, non seulement d'un anémique, mais encore d'un tuberculeux, et que ces deux affections sont chez lui si intimement liées l'une à l'autre que nous ne pouvons songer à faire un traitement spécial pour chacune d'elles.

Ce que nous venons de dire du suc testiculaire et ovarien, nous le disons encore de la moelle osseuse, qui, en raison du fer qu'elle renferme, a été donnée et a amené de bons résultats chez des chlorotiques et des anémiques, mais ne peut influencer en rien l'état d'un tuberculeux.

Les meilleurs résultats, au contraire, seront obtenus par l'emploi d'un médicament qui joint à ses propriétés nutritives, des propriétés antitoxiques et que nous allons maintenant étudier : l'hémoplase.

II. — PLASMOTHÉRAPIE : L'HÉMOPLASE.

L'observation IV nous fournit l'exemple d'une malade qui, soumise pendant environ un mois à des injections de cacodylate de soude, n'avait montré aucune amélioration sensible. Sous l'influence des injections d'hémoplase qui lui furent faites, l'état général devint rapidement meilleur et la numération globulaire révéla une augmentation notable du nombre des globules rouges dans l'espace de quelques jours.

A quoi faut-il attribuer les heureux effets de cette médication ? Qu'est-ce que l'hémoplase ? (1) C'est un extrait protoplasmique des globules sanguins à l'exclusion des stromas globulaires, de tout antiseptique et de toute substance étran-

(1) Extrait du *Bulletin de la Société de thérapeutique de Paris* (séance du 13 décembre 1905).

gère ; elle contient intégralement les éléments diastasiques
élaborés par la cellule vivante du sang, agents naturels de
défense organique, ainsi que les différents agents toni-nutri-
tifs de même origine, et ne renferme aucun des déchets plus
ou moins toxiques de la nutrition cellulaire. Son emploi a
été appliqué à des malades cachectiques, quelle que soit la
cause de cette déchéance organique (tuberculose, cancer,
chloroanémie, etc.).

Le docteur Gélibert a communiqué au Congrès de la tuberculose (Paris. 1905) un certain nombre de résultats obtenus
sur des tuberculeux par des injections d'hémoplase ; il y a
toujours eu chez eux, sinon guérison complète, tout au moins
amélioration sensible. et les modifications ainsi apportées
chez ces malades semblent être la conséquence d'une action
antitoxique. En plus de cette action antitoxique, l'hémoplase constitue une préparation de fer facilement injectable.
Dans cette préparation, l'hémoglobine est contenue à un état
tel qu'elle est très vite absorbée par les globules rouges et
non éliminée en nature par le rein comme les autres préparations ferrugineuses qui ont été utilisées par cette voie. La
richesse en hémoglobine du globule sanguin dans ces cas
s'accroît et augmente la valeur respiratoire des globules
restants. Aussi, cette préparation peut-elle rendre de grands
services dans les cas d'anémie.

Indiquée dans la tuberculose avérée, grâce à son action
antitoxique, indiquée dans les chloroses et anémies par le
fer qu'elle renferme, l'hémoplase nous paraît devoir occu-
per une large place dans le traitement des anémies prétuberculeuses. Dès les premières injections, l'organisme subit
une stimulation qui fait rarement défaut, et cette action tonique se traduit par une sensation de bien-être et d'énergie
nouvelle : l'appétit se réveille, le poids augmente, le sommeil
reparait. Tel est le cas de la malade dont nous rapportons

l'observation (observation IV). Après la deuxième injection, la malade avait repris ses forces, puis peu à peu, le nombre de ses globules sanguins a augmenté. Il était de 3.510.000 le 20 décembre et s'était élevé à 3.660.000 le 15 janvier et à 3.700.000 le 2 février, jour où la malade sort de l'hôpital. Un mois après, la malade rentre à nouveau à l'hôpital. Le nombre de ses globules est légèrement diminué ; elle est soumise à de nouvelles injections d'hémoplase.

L'hémoplase nous paraît donc donner des effets immédiats dans le traitement de l'anémie prétuberculeuse. Malheureusement les malades que nous observons à l'hôpital sortent dès cette première période d'amélioration et nous ne pouvons suivre plus loin les résultats obtenus par l'emploi de cette médication.

Il nous reste à dire quelques mots sur la pratique des injections d'hémoplase : elles se font en plein tissu musculaire, ordinairement à la région fessière ; on en prescrit deux par semaine, de dix centimètres cubes chacune ; elles sont absolument indolores. La durée du traitement varie avec la gravité de l'affection : de quelques semaines dans les formes simples, elle peut être prolongée dans les cas plus graves, l'hémoplase n'étant pas toxique.

TRAITEMENT SYMPTOMATIQUE

Le traitement symptomatique des anémies prétuberculeuses ne nous retiendra pas longtemps, car la plupart des symptômes (céphalée, névralgies, vertiges, palpitations) cèdent
presque toujours sous l'influence d'un traitement hygiénique
bien observé et d'une thérapeutique médicamenteuse soigneusement surveillée. Cependant, il est nécessaire de nous arrêter un moment sur certains troubles tels que les troubles digestifs, la tachycardie, etc., qui, dans certains cas, présentent
une intensité assez marquée pour nécessiter un traitement
spécial.

Les troubles digestifs sont la règle dans l'anémie prétuberculeuse. Ils se traduisent en général par de l'anorexie, par des
vomissements, par des douleurs épigastriques, par des troubles dyspeptiques, par de la constipation et quelquefois aussi par de la diarrhée.

a) *Anorexie.* — Pour combattre l'anorexie, le choix des aliments est d'une grande importance : la viande crue, le lait,
les œufs feront la base de l'alimentation de notre malade ;
dans quelques cas on devra supprimer certains médicaments
tels que l'arsenic qui irritent l'estomac, et recommander, si
cela n'était déjà fait, le séjour à la campagne, la vie au grand
air, car nous ne devons pas oublier que trop souvent l'anorexie est liée à la négligence du traitement hygiénique. Nous

pourrons compléter les bons effets de ce traitement et de cette alimentation en donnant des amers aux sujets chez qui nous cherchons à réveiller l'appétit. Parmi eux, le quinquina, le colombo, la gentiane, le quassia en macération, en décoction ou en teinture ont une action très efficace pour relever les fonctions digestives et agissent aussi comme toniques dans les anémies. Le persulfate de fer est aussi un très bon stimulant des fonctions gastriques.

b) *Vomissements.* — Les vomissements des malades atteints d'anémie prétuberculeuse surviennent le plus souvent après des efforts de toux (observation II) , lorsque la toux, sous l'influence d'un traitement soit hygiénique, soit médicamenteux, devient plus rare, on peut voir les vomissements disparaître. Il faudra, cependant, dans certains cas, avoir recours à une thérapeutique plus efficace : le bromure de potassium. l'eau de laurier-cerise, l'eau chloroformée, la belladone, le laudanum. la morphine, la cocaïne ont assez souvent donné de bons résultats ; l'ingestion de glace, la révulsion sur le creux épigastrique ont paru diminuer parfois la fréquence des vomissements.

c) *Troubles dyspeptiques.* — Lorsque notre malade présente des troubles dyspeptiques nous avons deux cas à considérer : ou bien c'est un hyperpeptique, ou bien c'est un hypopeptique.

Nous traiterons l'hyperpepsie par le régime lacté absolu au début, puis peu à peu nous arriverons à une alimentation mixte composée de poudre de viande, de lait, d'œufs, de légumes verts, de purées. Le malade mélangera à son lait de la magnésie, du bicarbonate de soude et restera dans un repos absolu. Dans les cas d'hypopepsie l'emploi de l'acide chlorhydrique rend des services : on peut également donner de l'acide phosphorique auquel on joint de petites doses de phosphate de soude (15 à 20 grammes). C'est ce qui a été fait pour une des malades dont nous rapportons l'observation, (Observation I).

d) *Constipation*. — La constipation chez nos malades se traite par les laxatifs habituels (poudre de réglisse, podophyllin, etc.) et surtout par les lavements.

e) *Diarrhée*. — La diarrhée sera combattue par le sous-nitrate ou le salicylate de bismuth ou par l'acide lactique.

f) *Tachycardie*. — Parmi les troubles circulatoires, il en est un que nous observons d'une façon constante dans l'anémie prétuberculeuse et qui acquiert parfois un degré tel qu'il interdit au malade tout effort, toute occupation : c'est la tachycardie. Le médecin doit préserver son malade de toute influence susceptible d'exagérer ce trouble ; tous les stimulants doivent être supprimés : kola, café, alcool, tabac, etc. ; le repos est prescrit. Enfin, assez souvent, les troubles circulatoires cèdent sous l'influence de la spartéine à la dose de cinq à dix centigrammes par jour.

g) *Troubles nerveux*. — Ces troubles ne demandent pas une thérapeutique spéciale ; le traitement général et hygiénique suffit à combattre les céphalées, les vertiges, les insomnies, etc.

h) *Dyspnée*. — La dyspnée, comme les troubles précédents, ne cède pas à une médication particulière ; le repos est plus efficace à la combattre que les médicaments que nous pourrions prescrire.

OBSERVATIONS

OBSERVATION PREMIÈRE

Due à l'obligeance de M. Godlewski, interne des hôpitaux

Ochrodermie et anémie chez une bacillaire au début
avec rétrécissement mitral

B. X..., âgée de 23 ans, domestique, entre le 10 janvier 1906 à la salle Bichat, n° 21, dans le service de M. le professeur Carrieu, pour essoufflement et palpitations.

Antécédents héréditaires. — Sa mère a eu une tumeur blanche.

Antécédents personnels. — A eu la rougeole à 15 ans.

Début. — La maladie a débuté déjà sept ou huit mois par un affaiblissement marqué ; mais déjà, à l'âge de 15 ans, l'apparition des règles a été douloureuse et a beaucoup fatigué cette malade.

Il y a cinq mois, elle est venue faire un séjour à l'hôpital pour anémie ; mais depuis les signes ont augmenté.

État actuel. — Taille moyenne, cheveux blonds, teint pâle, yeux un peu gonflés, muqueuses décolorées, tel est l'aspect de cette jeune fille. Elle se plaint d'être très vite essoufflée et d'avoir des palpitations ; elle tousse un peu, mais ne crache pas : l'appétit est conservé, mais elle éprouve une douleur épigastrique qui semble se prolonger à droite et provenir plutôt du foie que de l'estomac. Elle a de la céphalée, quelques crampes, des fourmillements dans les doigts ; l'examen des urines ne décèle aucune trace d'albumine.

Examen — Poumon : Sommet gauche : submatité et résistance au doigt ; expiration rude et prolongée.

Cœur. — A la base : souffle au premier temps au foyer pulmonaire. A la pointe : roulement présystolique et dédoublement du second bruit.

Vaisseaux. — Souffles dans les vaisseaux du cou. Tension sanguine : 18.

Numération globulaire. — Globules rouges : 4.280.000. Globules blancs : 5.600.

Traitement. — Repos. Suralimentation.

On prescrit une cuillerée à chaque repas de la solution :

Acide phosphorique	5 grammes.
Phosphate de soude	15 grammes.
Eau.......................	500 centimèt. cub.

12 février. — On commence une série d'injections de cacodylate de soude.

1er mars. — Les troubles gastriques ont disparu. La malade a engraissé, a meilleur aspect, quoique toujours pâle. Elle est moins essoufflée. Aucun changement du côté pulmonaire.

OBSERVATION II
Due à l'obligeance de M. Gollewski, interne des hôpitaux
Anémie chez une bacillaire avec ochrodermie et rétrécissement mitral

H..., âgée de vingt-trois ans, entre le 7 mars 1906 à la salle Bichat, n° 15, dans le service de M. le professeur Carrieu, pour essoufflement et palpitations et impossibilité à accomplir le moindre travail.

Antécédents héréditaires. — Rien à signaler.

Antécédents personnels. — Réglée à seize ans très régulièrement, mais, il y a deux mois, les règles sont devenues douloureuses. Rhumes les hivers précédents.

Début. — La maladie a débuté en décembre 1905 par un gros rhume : toux quinteuse suscitant quelquefois des vomissements ; pas de crachats.

La malade a continué à travailler, mais au moindre effort, elle était essouflée et avait des palpitations. Ne pouvant travailler, elle est entrée à l'hôpital.

État actuel. — La malade rentre dans le cadre du nanisme ; teint pâle, yeux bouffis, muqueuses décolorées. Elle a de l'anorexie sans troubles digestifs bien marqués ; elle tousse légèrement, mais ne crache pas. Elle a des crampes dans les mollets, des bourdonnements d'oreille, de la cryesthésie. Il n'y a pas d'albumine dans les urines.

Examen. — *Poumon* : Submatité au sommet gauche avec légère expiration prolongée.

Cœur : A la base : souffle au premier temps au foyer pulmonaire.

A la pointe : dédoublement du second bruit.

Tension sanguine : 15.

Pouls : 90.

Nombre des hématies : 3.180.000.

Traitement. — On prescrit une série d'injections de cacodylate de soude.

20 mars. — La malade a meilleur appétit, n'a plus de troubles gastriques, mais elle a toujours un teint pâle, anémié, et les muqueuses décolorées.

21 mars. — On commence des injections d'hémoplase.

OBSERVATION III

Due à l'obligeance de M. Gollewski, interne des hôpitaux

Bacillose au début avec ochrodermie sans anémie

V. M..., âgée de vingt-six ans, entre le 29 janvier 1906, à la salle Bichat, n° 11, dans le service de M. le Professeur Carrieu, pour essoufflement et palpitations.

Antécédents héréditaires. — Mère morte phtisique.

Antécédents personnels. — Règles régulières depuis l'âge de douze ans, mais douloureuses. A eu un enfant en bonne santé. S'enrhume fréquemment en hiver.

Début. — La maladie a débuté, il y a trois ou quatre mois, par de l'essoufflement et des palpitations au moindre effort. Les signes d'anémie sont très prononcés : amaigrissement, pâleur de la face.

Il y a un mois est apparue une petite toux quinteuse, sans crachats, et la malade éprouve une légère douleur à l'épaule gauche.

État actuel. — Mêmes signes d'anémie : pâleur de la face, décoloration des conjonctives et des muqueuses, mais il y a ochrodermie sans anémie ; le nombre des hématies est de 5.000.000. La malade présente quelques troubles digestifs : hyperchlorhydrie, constipation.

Examen. — Poumon : En avant et à gauche : Submatité avec résistance au doigt. Obscurité respiratoire.

En arrière et à gauche : mêmes signes et en plus quelques frottements.

Pas de température.

Pouls : 90.

Tension sanguine : 17.

On pense à une bacillose au début avec signes de chloro-anémie (forme d'ochrodermie sans anémie de Labbé).

Traitement. — On ordonne des promenades au soleil et on prescrit de l'huile de foie de morue.

10 février. — La malade a augmenté de deux kilogs, mais ne peut supporter l'huile de foie de morue.

On lui commence une série d'injections de cacodylate de soude.

2 mars. — La malade demande à sortir. Elle a augmenté de six kilogs, ses muqueuses sont moins décolorées, elle est moins essoufflée en marchant.

L'auscultation révèle les mêmes signes du côté du poumon.

OBSERVATION IV

Due à l'obligeance de M. Godlewski, interne des hôpitaux

Anémie et ochrodermie prébacillaire. Injections d'hémoplase

T..., âgée de quinze ans, entre le 29 novembre 1905 dans le service de M. le professeur Carrieu (salle Bichat, n° 22) pour faiblesse générale.

Depuis un mois, la malade se sentait faible, ne pouvait faire le moindre effort sans essoufflement ni dyspnée, avait de l'anorexie et maigrissait.

Antécédents héréditaires. — Son père a eu une bronchite, sa mère est bacillaire.

Antécédents personnels. — Rougeole à douze ans ; elle a été bien réglée jusqu'à ces derniers temps où les règles sont devenues insignifiantes.

État actuel. — La malade se plaint d'essoufflement et de

fatigue au moindre effort ; elle ne tousse pas et ne crache pas. Elle est petite, de constitution en apparence fragile ; sa face est pâle, jaune foncé ; elle est amaigrie, ses muqueuses sont décolorées, mais elle ne présente pas la bouffissure des chlorotiques.

Examen. — *Poumon* : En avant et à gauche, un peu d'inspiration rude.

En arrière et à droite : submatité au sommet. Expiration prolongée.

Souffles vasculaires très nets à la carotide et à l'entrée de l'orifice pulmonaire.

Pouls : 102.

Tension sanguine : 18.

Nombre des hématies : 3.200.000.

Traitement. — On ordonne la suralimentation et on prescrit la vie au grand air. On fait des injections de cacodylate de soude ; la malade reste toujours aussi apathique.

20 décembre. — On commence des injections d'hémoplase. On en fait deux par semaine de dix centimètres cubes chacune dans les muscles de la fesse.

27 décembre. — La malade a repris quelques forces, mais a conservé son teint jaunâtre.

La numération globulaire faite par le docteur Lagriffoul révèle :

Globules rouges : 3.510.000 par millimètre cube.

Globules blancs : 3.800.

Le 15 janvier. — La numération donne :

Globules rouges : 3.600.000.

Globules blancs : 4.800.

2 février. — La malade a repris des forces et demande à sortir. Elle a meilleur aspect, mais les lésions du poumon ne sont pas modifiées. La numération globulaire donne :

Globules rouges : 3.700.000.

Globules blancs : 3.800.

1ᵉʳ mars. — La malade entre à nouveau pour une légère grippe. Les lésions pulmonaires sont restées stationnaires. L'état général, quoique anémié, est cependant meilleur que lors de sa première entrée.

Le nombre des hématies est de 3.600.000.

25 mars. — On prescrit des injections d'hémoplase.

31 mars. — Globules rouges : 3.580.000 par millimètre cube. Globules blancs : 4.400 par millimètre cube.

CONCLUSIONS

I. — Les anémies prétuberculeuses constituant la première manifestation d'une tuberculose larvée initiale doivent être traitées en conséquence et, par suite, sont justiciables, au moins en partie, du traitement de la première période de la phtisie.

II. — Sans s'attarder à instituer une médication causale s'adressant directement à la lésion commençante, on prescrira un traitement général à la fois hygiénique et médicamenteux, qui visera simplement l'anémie et le relèvement de la nutrition de l'organisme, mais qui secondairement agira sur la lésion tuberculeuse et sera ainsi réellement curateur.

III. — Au point de vue hygiénique, le milieu dans lequel nous placerons notre malade a une importance aussi grande que les règles d'hygiène individuelle que nous lui proposons : il devra autant que possible vivre au grand air : l'été à la montagne, l'hiver sur la côte d'Azur; il se soumettra à un repos aussi complet que possible et dans certains cas seulement un exercice modéré pourra lui être conseillé.

IV. — On aura tout avantage à suralimenter un anémique prétuberculeux toutes les fois que la quantité d'azote ingéré pourra augmenter la quantité d'azote absorbé.

V. — Parmi les médications susceptibles de nous donner les meilleurs résultats, nous retiendrons l'emploi du cacodylate de soude, de l'huile de foie de morue, des phosphates et enfin de l'hémoplase :

a) Le cacodylate de soude sera particulièrement indiqué chez les sujets qui présentent un amaigrissement rapide avec déglobulisation et troubles dyspeptiques :

b) On aura tout avantage à faire alterner son emploi avec celui de l'huile de foie de morue. Celle-ci devra être entièrement proscrite toutes les fois qu'elle fatiguera le tube digestif;

c) La déminéralisation de l'organisme pourra bénéficier de l'augmentation de la ration des chlorures et des phosphates;

d) L'hémoplase nous paraît constituer un médicament de choix pour rendre au sang appauvri sa richesse en hématies et en hémoglobine. Elle produit une sollicitation dynamogénique générale et, dans le cas qui nous occupe, exerce peut-être une action topique sur la lésion tuberculeuse à ses débuts.

BIBLIOGRAPHIE

DARENBERG. — Communication au Congrès international des sciences médicales (Genève, 1877).

DECHAMBRE. — Dictionnaire, article : « Anémie ».

FAUVEL. — Congrès de la tuberculose (Paris, 1898) : Lésions de la prétuberculose.

FONSSAGRIVES. — Thérapeutique de la phtisie pulmonaire (2e édition, 1890).

GÉLIBERT. — Congrès de la tuberculose (Paris, 1905) : Communication sur l'hémoplase.

GAUTRELET. — Congrès de la tuberculose (Paris, 1898) : Communication sur le sérum prétuberculeux hyperacide.

GAUTIER et RESALT. — Communication sur le cacodylate de soude à l'Académie de médecine (mai-juin 1899).

HAXOT. — Presse médicale, 1874 : Chlorose et tuberculose.

JACCOUD. — Clinique médicale de l'hôpital Lariboisière (Paris, 1872).

LABBÉ et VITRY. — Presse médicale, 1906 : L'albumine dans l'alimentation des tuberculeux.

LEGRAND. — Congrès international de thalassothérapie (Biarritz, 1903) : Le traitement de la tuberculose pulmonaire à Biarritz.

LINDSAY. — Traitement climatérique de la phtisie pulmonaire (traduction Lalesque).

LOMBARD. — Le climat des montagnes considéré au point de vue médical (Genève, 1873).

LUZET. — Thèse d'agrégation.

MAC CORMAC. — La phtisie par respiration de l'air déjà respiré.

MARIEZ. — Thèse d'agrégation.

PETER. — Leçons de clinique médicale (Paris, 1879).

PIDOUX — Étude générale sur la phtisie pulmonaire (1873).

ROBIN (Ch.) et BISET. — Rapport au Congrès international de thalassothérapie (Biarritz, 1903).

TROUSSEAU. — Cliniques de l'Hôtel-Dieu (1877).

TROUSSEAU et PIDOUX. — Traité de thérapeutique.

WIDAL — Communication à la Société médicale des Hôpitaux (mars
1900).

Bulletin de la Société de thérapeutique de Paris : Communication
sur l'hémoplase.

BOUCHARD. — Pathologie générale : article de Lambling sur l'alimentation surabondante.

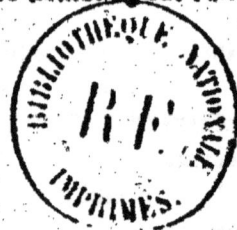

TABLE DES MATIÈRES

SERMENT

En présence des Maîtres de cette École, de mes chers condis-
ciples, et devant l'effigie d'Hippocrate, je promets et je jure, au
nom de l'Être suprême, d'être fidèle aux lois de l'honneur et de
la probité dans l'exercice de la Médecine. Je donnerai mes soins
gratuits à l'indigent, et n'exigerai jamais un salaire au-dessus
de mon travail. Admis dans l'intérieur des maisons, mes yeux
ne verront pas ce qui s'y passe ; ma langue taira les secrets qui
me seront confiés, et mon état ne servira pas à corrompre les
mœurs ni à favoriser le crime. Respectueux et reconnaissant
envers mes Maîtres, je rendrai à leurs enfants l'instruction que
j'ai reçue de leurs pères.

Que les hommes m'accordent leur estime si je suis fidèle à mes
promesses ! Que je sois couvert d'opprobre et méprisé de mes
confrères si j'y manque !

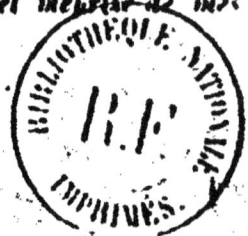

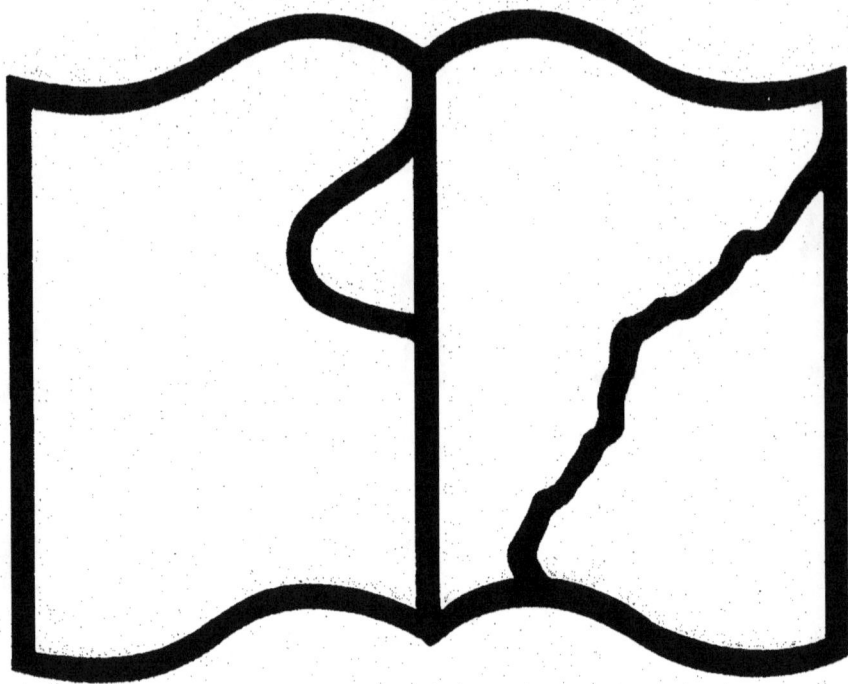

Texte détérioré — reliure défectueuse

NF Z 43-120-11

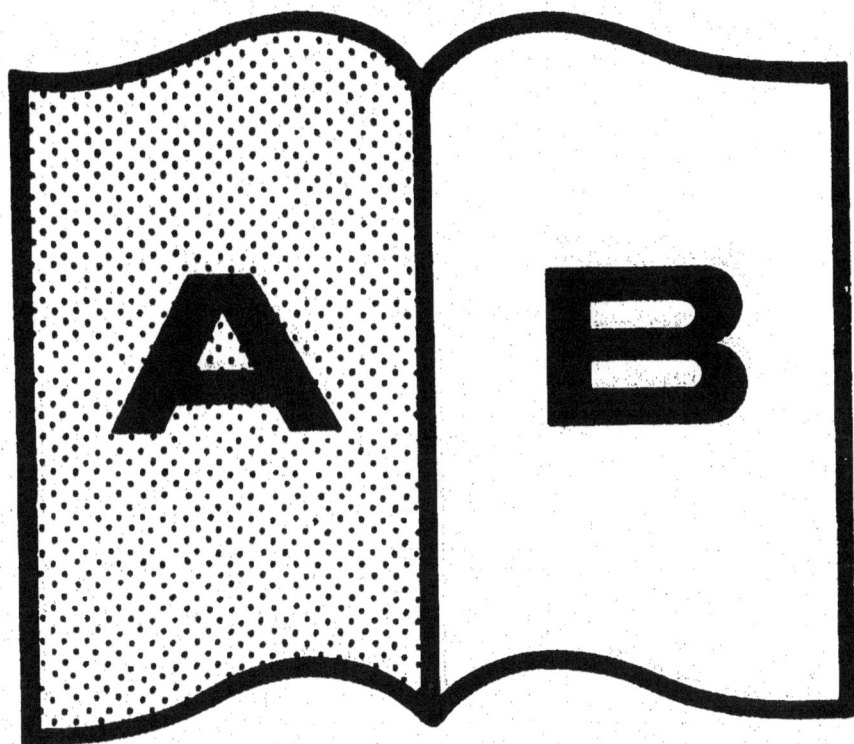

Contraste insuffisant

NF Z 43-120-14

www.ingramcontent.com/pod-product-compliance
Lightning Source LLC
Chambersburg PA
CBHW050520210326
41520CB00012B/2380